DU CONTRAT
de Louage d'Ouvrage et d'Industrie

RAPPORTS LÉGAUX ENTRE PATRONS ET OUVRIERS

PAR

Jean LAUGÉ

LICENCIÉ EN DROIT

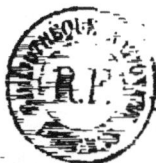

Juge-de Paix du Canton d'Argenteuil

PRÉFACE

de M. A. PAISANT

Président du Tribunal Civil de Versailles

CHEVALIER DE LA LÉGION D'HONNEUR

LE CONTRAT DE LOUAGE D'OUVRAGE. — LE CONTRAT D'APPRENTISSAGE

APPENDICE

SUR LA LOI DU 9 AVRIL 1898, SUR LES ACCIDENTS DU TRAVAIL

Publié
par les soins de la Ville d'Argenteuil
après
Délibération du Conseil Municipal
du 10 Avril 1900

1900

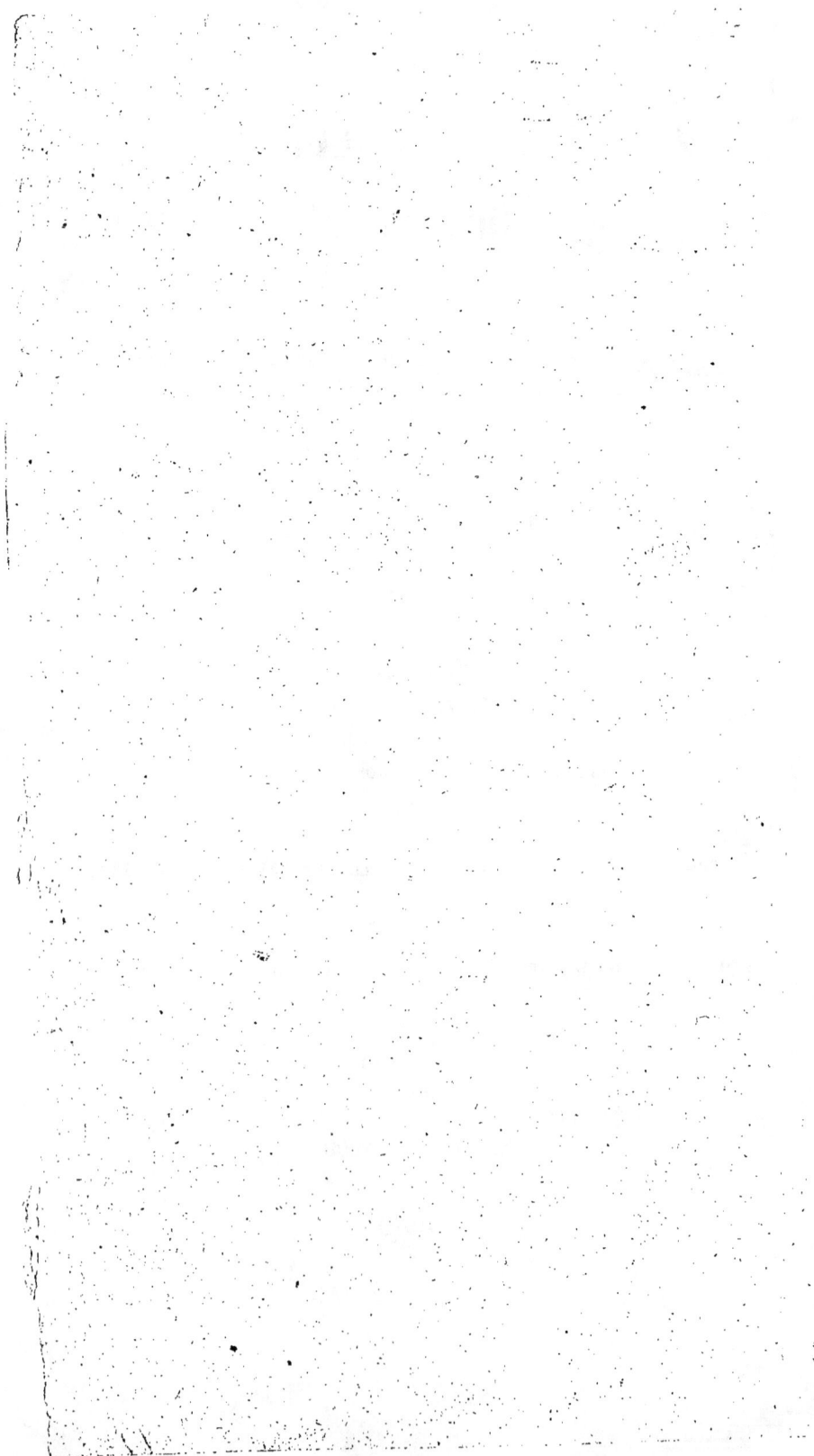

DU CONTRAT
de Louage d'Ouvrage et d'Industrie

RAPPORTS LÉGAUX ENTRE PATRONS ET OUVRIERS

PAR

Jean LAUGÉ

LICENCIÉ EN DROIT

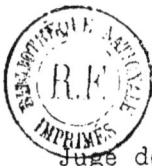

Juge de Paix du Canton d'Argenteuil

PRÉFACE

de M. A. PAISANT

Président du Tribunal Civil de Versailles

CHEVALIER DE LA LÉGION D'HONNEUR

LE CONTRAT DE LOUAGE D'OUVRAGE. — LE CONTRAT D'APPRENTISSAGE

APPENDICE

SUR LA LOI DU 9 AVRIL 1898, SUR LES ACCIDENTS DU TRAVAIL

Publié
par les soins de la Ville d'Argenteuil
après
Délibération du Conseil Municipal
du 10 Avril 1900

1900

Préface

Monsieur le Juge de Paix,

J'ai lu attentivement le travail que vous vous proposez de publier sur le contrat de louage d'ouvrage, le contrat d'apprentissage, ainsi que votre appendice sur la loi du 9 avril 1898, sur les accidents du travail. Il répond bien au but que vous vous proposez qui est de prévenir, dans la mesure du possible, les contestations qui peuvent se produire surtout dans ces matières usuelles.

La magistrature a vu s'étendre singulièrement depuis plusieurs années le cercle de ses attributions. Votre œuvre n'est plus seulement œuvre de justice, elle tend à devenir œuvre d'humanité et de protection.

Les lois nouvelles, inspirées par un souci de plus en plus marqué d'égaliser les conditions par l'égalisation des forces morales de tous les citoyens nous imposent des devoirs nouveaux qui transforment et élèvent notre mission.

Je vous félicite de montrer que vous comprenez bien ces devoirs. Puisse votre petit livre faire tout le bien que vous désirez lui faire produire

Recevez Monsieur le Juge de Paix, l'expression de mes sentiments les plus distingués.

Signé : A. PAISANT.
Président du Tribunal Civil
de Versailles, ✳.

DU CONTRAT

de Louage d'ouvrage et d'Industrie

ET DES

Rapports légaux entre Patrons et Ouvriers

———◦———

INTRODUCTION

———◦❀◦———

Je me permets d'abord d'extraire et de reproduire le passage suivant de la préface écrite par M. Paul Beauregard, professeur de l'économie politique à la Faculté de droit de Paris, pour un ouvrage de MM. Neuvion-Jacquet et Ch. Cordier, président et secrétaire du Conseil de Prud'hommes de Reims, intitulé : *Le Patron et l'Ouvrier.*

« Le développement normal des Conseils de Prud'-
« hommes, cette conquête par la classe ouvrière,
« d'une parfaite égalité, s'est accompli sans entraîner
« aucun inconvénient. Nul n'oserait le dire. Depuis
« 1848, les conciliations sont devenues relativement
« plus rares, en même temps que les jugements des
« Prud'hommes étaient plus souvent frappés d'appel.
« Mais qui s'en étonnera ? Nul à coup sûr, parmi ceux
« qui ont réfléchi sur les difficultés inhérentes aux
« questions sociales.

« La loi n'a pu que créer l'instrument, puis le per-
« fectionner : c'est aux Prud'hommes à s'en servir.
« Or, il serait profondément injuste de méconnaître
« l'extrême délicatesse de la tâche qui leur est ici con-
« fiée. Il n'est pas aisé de calmer les esprits surexci-

« cités, de rapprocher deux classes plus portées à voir
« ce qui les divise qu'à envisager l'harmonie finale de
« leurs intérêts ; d'amener la plus heureuse d'entre
« elles à des concessions que souvent à défaut du
« droit, la morale impose ; de faire comprendre à la
« seconde l'équité d'arrangements sociaux dont elle
« se croit victime ; de lui faire prendre patience, au
« nom de son propre intérêt, alors que l'amélioration
« de son sort, sensible quad on compare les époques
« éloignées, échappe presque toujours à l'observation
« quotidienne. Non, tout cela n'est pas aisé ! Et elle
« est bien cependant dans l'ordre des idées générales
« la mission hautement civilisatrice dévolue aux
« Conseils de Prud'hommes. Ouvriers ou Patrons, ils
« ne la peuvent remplir qu'en s'inspirant des idées
« les plus élevées et les plus généreuses. Concilia-
« teurs, il leur faut cette haute raison et cette bonté
« de cœur qui calment les passions ; juges, ils doi-
« vent donner l'exemple de la plus stricte impartia-
« lité. «

Comme on vient de le voir, M. Beauregard déve-
loppe dans cette partie de sa préface le rôle important,
je dirai même capital, des Conseils de Prud'hommes
dans les différends entre patrons et ouvriers.

Ces conditions générales et d'une philosophie si
élevée contiennent un enseignement précieux pour
les juges appelés à connaître toutes contestations entre
patrons et ouvriers soit comme conciliateurs, soit
comme juges. Mais le rôle du juge comporte-t-il seulement l'étude minutieuse et approfondie des circonstances de la cause dans laquelle il est appelé à prononcer ? Son devoir consiste-t-il seulement aussi à
examiner avec la plus scrupuleuse impartialité, les
éléments de cette contestation ? Je ne le crois pas. Je
pense que les Conseils de Prud'hommes comme les
Juges de paix, seuls compétents pour statuer en cette
matière, ont le devoir, non pas seulement d'examiner
et de juger avec la plus grande impartialité, mais encore de prévenir, dans la mesure du possible, sinon

toutes, du moins une grande partie de ces contestations.

En effet, il est hors de doute que le plus souvent, les différends naissent entre patrons et ouvriers, soit par défaut d'entente, soit par ignorance de leurs droits respectifs.

C'est pourquoi, me plaçant dans cet ordre d'idées, j'ai espéré faire œuvre utile.

1° En rédigeant le plus brièvement et le plus clairement possible les droits respectifs des parties déterminés par la loi.

2° En donnant une formule aux conditions qui peuvent se produire et en faisant ressortir la nature spéciale.

L'ouvrier et le patron connaissant ainsi dès le début leur situation réciproque ne seront pas amenés, comme cela arrive trop souvent, à soulever des contestations ayant pris naissance, comme je le disais tout à l'heure, dans l'ignorance de la loi et le défaut d'entente.

CHAPITRE I

Conditions générales sur le contrat de louage et d'industrie

Il y a trois espèces principales de louage d'ouvrage et d'industrie.

La première est :

Le louage des gens de travail qui s'engagent au service de quelqu'un.

C'est la première espèce seulement que nous examinerons dans cet ouvrage.

Ce louage donne lieu à un contrat dont la définition nous est donnée par l'article 1710 du Code civil.

Définition du louage d'ouvrage

« Le louage d'ouvrage est un contrat par lequel l'une des parties s'engage à faire quelque chose pour l'autre, moyennant un prix convenu entre elles. »

Deux personnes vont prendre un engagement et d'une façon générale conclure un contrat.

1° L'une, le patron offre un travail à effectuer moyennant une somme d'argent « le salaire. »

2° L'autre, l'ouvrier, offre son intelligence, ses bras, pour effectuer ce travail contre la remise de cette somme d'argent.

Toutes personnes peuvent-elles contracter louage d'ouvrage.

Toutes personnes peuvent-elles contracter ?

Non. La loi nous indique quelles personnes peuvent contracter; nous en trouvons l'énumération dans les articles 1123 et 1124 du Code civil.

Article 1123. — Toute personne peut contracter si elle n'est pas déclarée incapable par la loi.

Article 1124. — Les incapables de contracter sont :

Les mineurs — les interdits — les femmes mariées.

Malgré les interdictions formelles de cet article les mineurs, les femmes mariées louent leurs services aux conditions prévues par la loi, et notamment par l'article 1710 du Code civil.

Conditions du louage d'ouvrage

La loi du 22 février 1851 règlemente les conditions du contrat de louage des mineurs en posant par des articles le principe fondamental de ce contrat : le contrat d'apprentissage.

L'examen de cette loi si importante demande un développement particulier et un examen des plus attentifs.

Ce développement fera l'objet de la seconde partie de cette étude sous le titre « du Contrat d'apprentissage. »

Nous voyons donc que toutes personnes se trouvant dans le cas édicté par l'article 1123 du Code civil peuvent contracter.

Nous aurons aussi à examiner successivement, en nous pénétrant de la législation en vigueur et des usages locaux : 1° La formation du contrat ; 2° La forme et la preuve de son existence. — 3° L'objet et la nature du contrat, ses éléments essentiels. — 4° Comment il prend fin.

CHAPITRE II

Législation

L'article 1780 du Code civil complété par la loi du 27 décembre 1890, porte :

1° On ne peut engager ses services qu'à temps ou pour une entreprise déterminée.

Le louage de services, fait sans détermination de durée, peut toujours cesser par la volonté des parties contractantes.

Néanmoins la résiliation du contrat par la volonté d'un seul des contractants peut donner lieu à des dommages-intérêts.

2° Les Tribunaux pour la fixation de l'indemnité à allouer, le cas échéant, doivent tenir compte des usages de la nature des services engagés, du temps écoulé, etc. et en général de toutes les circonstances qui peuvent justifier l'existence et déterminer l'étendue du préjudice causé.

3° Les parties ne peuvent renoncer par avance au droit éventuel de demander des dommages-intérêts en vertu des dispositions ci-dessus.

CHAPITRE III

Formation du Contrat

Conditions de validité. — Les conditions de la validité d'un contrat nous sont données par l'article 1108 du Code civil, ces conditions étant applicables à tous les contrats, sont par cela même applicables au contrat de louage d'ouvrage et d'industrie. Ce sont :

Le Consentement. — Nous avons vu que le contrat de louage est celui par lequel l'une des parties s'engage à effectuer un travail moyennant un prix déterminé, l'autre qui donne cette somme d'argent en retour du travail effectué.

Le contrat ne peut donc se lier que par la volonté expresse des parties : *le consentement.*

La manifestation de ce consentement n'est soumise à aucune forme spéciale ; elle est *expresse* ou *tacite.*

Elle est expresse quand il est donné par écrit ou par paroles.

Tacite, lorsqu'il résulte de faits ou d'actes qui le supposent ou l'indiquent d'une manière non équivoque.

Il faut toutefois que les faits d'où l'on veut induire le consentement, ne laissent aucun doute sur la volonté de celui qui consent ; car si le consentement est tacite, il ne se présume jamais, et il faut notre volonté positive pour nous obliger comme pour acquérir un droit. (Aubry et Rau, t. IV, *Pandectes, Obligations* ; Baudry-Lacantinerie, n° 798.)

Le consentement n'est pas valable s'il a été donné par erreur, extorqué par violence ou surpris par dol (article 1109 du Code civil.)

L'erreur n'est pas une cause de nullité, si ce n'est lorsqu'elle ne tombe que sur la personne avec laquelle on a l'intention de contracter, à moins que la considération de cette personne ne soit la cause principale de la convention (article 1.110 du Code civil).

La violence agit par la crainte qu'elle inspire et vicie le consentement ; la loi en fait une cause de nullité de contrat.

Le dol est une cause de nullité de contrat lorsque les manœuvres pratiquées par l'une des parties sont telles qu'il est évident que sans ces manœuvres l'autre partie n'aurait pas contracté ; il ne se présume pas et doit être prouvé (article 1116 du Code civil),

La capacité de contracter est la règle, l'incapacité l'exception, c'est à celui qui prétend qu'une personne est incapable de contracter à en fournir la preuve. (BAUDREY-LACANTINERIE, t. II, n° 838.)

Nous connaissons par l'article 1123 du Code civil les personnes qui peuvent contracter.

Mais à côté des incapacités civiles on trouve des incapacités naturelles qu'il nous faut signaler naturelles.

La loi n'en a prévu qu'une, la démence (art. 503), et l'incapacité qui résulte de l'âge.

Doivent être déclarées nulles les conventions consenties par une personne privée, soit habituellement, soit momentanément de ses facultés intellectuelles.

Dans certains cas la maladie peut enlever momentanément à l'homme la conscience de ses actes et anéantir son consentement. (LAURENT, t. XVI, n° 29.)

Parmi les causes d'incapacité générale de consentir, on range l'ivresse lorsqu'elle est de nature à ôter au contractant l'usage de sa raison. (*Pandectes*, n° 7559.)

Incapacité de contracter contrat de louage.

Nous connaissons par l'article 1124 du Code civil les personnes qui ne peuvent civilement contracter : les mineurs, les interdits, les femmes mariées.

L'incapacité des femmes comporte des limites, elles sont obligés d'obtenir l'autorisation de leur mari ou de la justice pour contracter valablement.

Objet du contrat.

Tout contrat a pour objet un fait que l'une des parties s'oblige à faire ou à ne pas faire.

Dans le contrat qui nous occupe, l'objet est : 1° un travail déterminé qu'une personne, l'ouvrier, s'oblige à faire pour un prix déterminé. — 2° une somme d'argent qu'une personne, le patron, s'oblige à donner pour un travail effectué.

Pour cela plusieurs conditions sont indispensables. Il faut : 1° que le fait soit possible.

Quand l'impossibilité est seulement momentanée et de nature à cesser dans un délai quelconque la convention est verbale et devient une obligation à terme. (DEMOLOMBE, t. II, n° 319).

2° Que le fait qu'on s'oblige ? Faire soit tel que celui envers qui l'obligation est contractée ait un intérêt à ce que cela soit fait.

3° Que le fait soit licite. La promesse d'un fait illicite ne saurait engendrer aucune obligation, elle serait inexistante aux yeux de la loi.

CHAPITRE IV

Forme du Contrat

Le contrat de louage d'ouvrage peut être fait soit par acte authentique ou sous seing privé, soit verbalement.

Lorsqu'il est fait par acte authentique ou sous seing privé, il fait foi entre les parties, même de ce qui n'y est exprimé qu'en termes énonciatifs. Les énonciations étrangères à la disposition ne peuvent servir que d'un commencement de preuve. (Article 1320 du Code civil).

Preuve du contrat

Dans le contrat verbal la preuve n'est reçue que conformément au Code civil. (Articles 1341, 1342 et suivants.)

Article 1315. — Celui qui réclame l'exécution d'une obligation doit la prouver.

Celui qui se prétend libéré doit justifier le fait qui a produit l'extinction de son obligation.

1° Preuve testimoniale admissible jusqu'à cent cinquante francs.

2° Le Serment. Les Juges de Paix, les Membres du Conseil des Prud'hommes pourront admettre ou déférer le serment.

3° Les présomptions.

Article 1349. — Les présomptions sont des conséquences que la loi ou le magistrat tire d'un fait connu à un fait inconnu.

La présomption légale dispense de toute preuve celui au profit duquel elle existe.

Les présomptions qui ne sont point établies par la loi, sont abandonnées aux lumières et à la prudence du magistrat, qui ne doit admettre que des présomptions graves, précises et concordantes, et dans les cas seulement où la loi admet les preuves testimoniales, à moins que l'acte ne soit attaqué pour cause de fraude ou de dol. (Article 1353 du Code civil.)

Effet: juridiques du contrat autres parties.

Les conventions légalement formées tiennent lieu de loi à ceux qui les ont faites. (Article 1134 du Code civil.)

Lorsqu'il y a consentement réciproque entre des individus habiles à contracter, objet certain et propre à former engagement, cause licite qui est toujours présumée, lorsque le contrat qui intervient n'est ni prohibé par la loi, ni contraire à l'ordre public, ni repoussé par les bonnes mœurs, un pareil contrat doit recevoir son exécution, parce qu'il tient lieu de loi à ceux qui l'on souscrit. (Cassation, 15 février 1819.)

Les conventions doivent être exécutées de bonne foi, c'est-à-dire conformément à l'intention des parties et au but qu'elles se sont proposées en contractant.

Les conventions obligent non seulement à ce qui y est exprimé, mais encore à toutes les suites que l'équité, l'usage ou la loi donnent à l'obligation d'après sa nature.

Interprétation des conventions.

Interprétation des conventions. — Tout contrat doit être interprété d'après les lois en vigueur au moment de sa formation.

Pour interpréter une convention, il faut tenir compte des circonstances dans lesquelles elle est intervenue, rechercher l'objet qu'elle a eu spécialement en vue, en combiner les clauses, et voir dans son exécution par les parties, quelle signification elles lui ont elles-mêmes donnée. (*Moniteur*, jeudi 18 juillet 1876.)

Il appartient au juge du fait de constater l'accord des parties, d'en fixer le sens et d'en déterminer la portée. Ses appréciations, fondées sur les actes et documents de la cause, sont souveraines, et quelque contestables qu'elles soient, elles ne tombent à aucun titre sous le contrôle de la Cour de cassation. (Cassation 12 mars 1877.)

CHAPITRE V

De la fixation des clauses du Contrat de louage d'ouvrage

De la durée du contrat. — Du salaire. — L'article 1780 édicte comme nous l'avons dit :

On ne peut engager ses services qu'à temps ou pour une entreprise déterminée.

Nous sommes amenés à examiner immédiatement, et c'est là un des points les plus importants de notre étude, les diverses modalités, qui sont d'un usage courant, relatives à la durée des engagements ;

Les parties contractantes sont libres de fixer entr'elles, la durée de l'engagement et le prix de salaire, bien souvent cette formalité ne s'accomplit pas au moment de l'engagement, l'ouvrier qui offre ses services accepte tacitement l'usage de la maison, du chantier ou l'usine où il va travailler.

Il serait préférable, je dirais même essentiel que cette convention de durée et de prix de salaire fût bien fixée dès le début, car elle a une corrélation directe avec la nature du contrat et exerce une influence capitale sur les décisions à prendre lors de la rupture violente de ce contrat.

Dans la pratique, les engagements entre patrons et ouvriers se forment :

1° A l'heure.

2° A la journée.

3° Au mois.

4° Pour une entreprise déterminée.

Dans cette forme d'engagement plusieurs distinctions sont à faire, distinctions importantes à mon sens, car ce contrat donne presque toujours lieu à une fausse interprétation.

Je distinguerai premièrement les ouvriers qui n'ont pas un genre de travail précis, qui vont de chantier en chantier, d'exploitation en exploitation, acceptant un travail quelconque (terrassements, chargements, manœuvre, etc.), n'ayant pas d'heure déterminée pour commencer le travail et le quittant à leur gré.

Dans les endroits où ils travaillent ils sont payés tous les soirs et même au cours de la journée suivant le nombre d'heures qu'ils ont faites à un prix convenu à l'heure.

Le contrat se rompt brusquement à la volonté de l'une des parties contractantes, sans que cette rupture puisse donner lieu à une action en dommages-intérêts.

Aucun avertissement préalable n'est exigé pour que le congé immédiat soit donné ou reçu.

La deuxième distinction est relative aux ouvriers ayant un genre de travail fixe, je dirais toujours le même pour ainsi dire (l'ouvrier mécanicien, tisseur, brodeur, etc., etc.). Il ne s'embauche que dans les ateliers, usines ou chantiers où s'effectue le travail qu'il est capable d'exécuter.

En outre ces ouvriers sont astreints, obligés à accepter des conditions imposées par le patron seul ; ils ont des heures fixes d'entrée et de sortie, enfin ce que comporte le règlement particulier et intérieur de la maison où ils travaillent.

D'une manière générale ils effectuent tous les jours un travail régulier et égal correspondant à un même nombre d'heures.

Leur engagement doit-il être considéré comme étant réellement à l'heure, ou ne semble-t-il pas plus tôt qu'il doive être considéré comme' étant fait à la journée ?

J'incline pour la seconde hypothèse.

En effet d'habitude le paiement de leur salaire ne se fait pas tous les soirs ; il s'effectue plus tôt tous les 8 ou 15 jours ; ils sont donc en réalité des ouvriers « permanents » attachés à l'établissement pour effectuer une période minimum d'un travail déterminé ; cette période minimum est la journée.

Le paragraphe suivant traitant des engagements à la journée nous y trouverons les éléments auxquels nous pourrons rattacher les explications qui précèdent.

Dans le cas de renvoi par le patron, ou de congé donné par l'ouvrier, le paiement du salaire dû doit être effectué sur l'heure, lorsque les parties sont d'accord sur le quantum de la somme due.

Il arrive quelquefois que les patrons insèrent, dans leur règlement intérieur la clause suivante : « tout ouvrier qui quitte la maison sans avoir été remercié, ou qui a été remercié, ne sera payé que le jour de la paie. »

A mon avis, cette clause ne peut et ne doit pas être maintenue.

En effet le contrat étant rompu pour quelque cause que ce soit, on ne peut imposer à l'ouvrier ce terme de règlement qui peut être plus ou moins long.

L'ouvrier a rempli son engagement en effectuant le travail qu'il s'était engagé à faire, le patron est donc tenu de remplir le sien en vertu même du contrat.

L'ouvrier pouvant être appelé à chercher de l'ouvrage à des distances plus ou moins éloignées, il serait injuste de l'exposer à des frais pour revenir chercher le salaire qu'il a au moment de la rupture du contrat légitimement gagné.

2° Engagement de la journée. Par cet engagement l'ouvrier accepte de travailler d'une heure déterminée au matin, à une heure déterminée au soir.

Pour les ouvriers employés aux usines ou chantiers le signal de la prise du travail et de la sortie est indiqué d'ordinaire par une cloche ou un coup de sifflet.

Pour les ouvriers qui travaillent aux champs le travail se fait du lever au soleil couchant avec des repos déterminés pour les repas.

Le paiement du travail de la journée doit s'effectuer le soir même, à moins qu'il n'y ait convention contraire.

Quand la durée du travail n'est pas déterminée, c'est-à-dire quand l'ouvrier vient tous les jours tra-

vailler chez le même patron, il doit, s'il veut pour
une cause quelconque, rompre le contrat, prévenir
le patron la veille au soir du jour ou il ne doit pas
reprendre le travail.

Le patron qui veut congédier l'ouvrier doit faire de
même.

Si le congé était donné le matin, c'est-à-dire au
moment où l'ouvrier vient reprendre son travail, l'ouvrier est en droit de réclamer comme indemnité, le
montant de la journée ; il en serait de même si le
congé lui était donné (sans motifs légitimes) dans le
courant de la journée.

En sens inverse l'ouvrier qui ne viendrait pas le
matin au travail, et qui n'aurait pas prévenu le patron
la veille, ou qui quitterait le travail au cours de la
journée serait tenu à la même indemnité.

Cette indemnité est légitime, en ce sens que patron
et ouvrier, se reposant sur le contrat, comptent sur la
certitude du travail assuré, et ne s'inquiètent pas d'un
nouvel engagement.

Prévenus ils peuvent se mettre en mesure de trou-
ver pour le lendemain un nouvel emploi assuré.

Donc en résumé le paiement s'effectue, au gré des
parties, soit chaque soir, soit à un jour fixe d'un commun accord.

Aucun avertissement préalable n'est exigé pour
faire cesser le contrat, mais la manifestation de cette
décision doit avoir lieu la veille au soir du jour où
elle doit s'effectuer.

Nous devons signaler quelques cas particuliers à ce
mode d'engagement, cas que l'usage a consacré d'une
façon formelle.

Cas particuliers

1er Cas : Dans la boulangerie. D'une manière générale, c'est par l'intermédiaire
des bureaux de placement que les engagements se
font entre ouvriers et patrons.

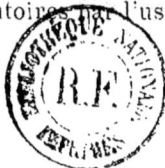

Sur la demande du patron le bureau envoie un ouvrier.

Les conditions sont tacites, mais sont invariables
étant exécutoires par l'usage.

L'engagement est à la journée ou plutôt à la nuit.

Le salaire minimum est de 45 francs par semaine, un seul ouvrier doit faire 2 journées ; 2 ouvriers doivent en faire 4, 3 ouvriers doivent en faire 7.

Les journées supplémentaires sont payées 1 franc en sus.

En outre le patron fournit à chaque ouvrier 0 fr. 20 de vin blanc par jour.

Aucun délai de préavis ou comme on dit de ce langage de travail de prévenance n'est exigé pour rompre le contrat.

L'ouvrier qui veut quitter son patron passe à la caisse le matin une fois le travail fait, et se fait régler ce qui lui est dû.

Le patron qui veut congédier l'ouvrier l'appelle à la caisse le matin après son travail et règle son salaire.

Le passage à la caisse les matins autre que le matin de paie en fin de semaine équivaut à un congé.

L'ouvrier boulanger qui veut s'absenter une ou plusieurs nuits peut se faire remplacer par un autre ouvrier même inconnu du patron, ce remplaçant reçoit le même prix, mais l'ouvrier qui se fait remplacer doit lui donner 1 franc en sus du prix.

2e Cas : Dans la boucherie. charcuterie, triperie. Les engagements se font en général de la même manière par le bureau de placement, mais ici l'ouvrier envoyé sur la demande du patron remet à celui-ci, au moment de son entrée, une feuille délivrée par le bureau où se trouve inscrit et la nature de l'engagement « à la journée et le prix convenu. »

Les congés se donnent selon les principes généraux des engagements à la journée.

Les charretiers

Les charretiers sont loués généralement au mois ; le délai de préavis pour la réalisation de contrat est la huitaine. D'habitude le patron alloue chaque mois à l'ouvrier une gratification de cinq francs pour chaque cheval dont il a le soin et la conduite.

Ce salaire supplémentaire n'est dû que lorsqu'il est constaté que les chevaux dont l'ouvrier a la charge sont en bon état.

Les charretiers sont responsables des contraventions, accidents, préjudices dus à leur fait personnel.

Pour se couvrir des indemnités qu'il se trouverait obligé de payer par le fait de l'ouvrier, le patron peut retenir jusqu'à concurrence de trente francs une somme de deux francs sur le salaire mensuel.

L'ouvrier ne pourra toucher cette retenue qu'un mois après avoir quitté son service.

5° *Au mois.* L'engagement au mois est le contrat de beaucoup le plus usité. Il donne lieu aussi à de nombreuses contestations, on ne saurait trop recommander aux parties de bien stipuler :

1° Le salaire ;

2° Le genre de travail à effectuer ;

3° Le délai de prévenance ;

4° Déterminer l'indemnité en cas de rupture de contrat sans motif légitime.

Le salaire se paie chaque mois (terme échu).

Les patrons, d'accord avec les ouvriers, peuvent adopter tels délais de prévenance qui leur conviendra.

A défaut de convention ce délai de prévenance sera déterminé par l'usage local.

De même pour l'indemnité à allouer à titre de dommages-intérêts.

Il arrive souvent que des ouvriers au mois, congédiés en cours du mois, réclament le paiement du mois courant et celui des 8 jours, de la quinzaine ou de l'autre mois.

Cette prétention est arbitraire et doit être rejetée.

Ils se basent sur ce que le congé ne peut leur être donné qu'à la fin du mois, ou à une époque correspondante à celle de leur entrée.

Ils sont ici en contradiction avec l'esprit de la loi, nous avons vu qu'elle édictait le principe que le louage de services peut cesser par la volonté de l'une des parties contractantes.

Pour la fixation de l'indemnité, le cas échéant, il sera tenu compte de toutes les circonstances qui peuvent justifier l'existence et déterminer l'étendue du préjudice causé.

L'usage veut que pendant la huitaine ou la quinzaine l'ouvrier congédié, ait 2 heures par jour pour chercher une autre place.

L'ouvrier n'est pas fondé à réclamer le paiement de ces 2 heures.

Les patrons et les ouvriers peuvent convenir d'un délai d'essai, à l'expiration duquel chacune des parties peut résilier le contrat par un simple avis donné un ou deux jours avant.

A l'expiration aussi de ce délai d'essai les parties peuvent et doivent fixer le taux du salaire. A défaut l'ouvrier devra recevoir le salaire maximum.

4° *A l'année.*

Les mêmes dispositions que la 3ᵉ catégorie peuvent s'appliquer à celle-ci, sauf pour le délai de prévenance que les usages établissent de 3 mois et 6 mois suivant les conventions.

En vertu du principe : les conventions font les lois des parties, le patron et l'ouvrier peuvent stipuler que chacune pourra résilier le contrat sans délai de prévenance.

Est illicite la renonciation à l'avance par une des parties au droit éventuel de demandes des dommages-intérêts basés sur la rupture du contrat.

5° *Pour une entreprise déterminée.*

Ce contrat a pour objet la confection d'un ouvrage, mais une distinction est à faire selon que l'ouvrier ne s'engage à fournir que son travail ou son industrie, c'est alors un pur contrat de louage ; ou qu'il s'engage à fournir également la matière ; dans ce second cas le contrat participe à la fois de la vente et du louage. — (Articles 1787 et 1791.)

1° Si l'ouvrier, outre son travail, fournit la matière et que son ouvrage vienne à périr avant sa livraison, l'ouvrier perd le prix de son travail et la matière, excepté si avant la perte, il a mis le patron en demeure de recevoir l'ouvrage.

2° Quand l'ouvrier fournit son travail seulement il ne peut répondre de la perte de la matière arrivée par cas fortuit.

L'ouvrier perd cependant le prix de son travail et ne peut réclamer le salaire, lorsque l'ouvrage vient à périr avant d'être reçu, à moins que le maître n'ait été mis en demeure de le vérifier ou que la perte en provienne de vice de la matière (Art. 1790).

Mais si l'ouvrier avait connu le vice de la matière, ou si, en égard aux connaissances spéciales que doit posséder un homme de sa profession, il y avait eu impéritie de sa part à ne pas reconnaître ce vice, il ne pourrait réclamer le prix de son travail.

Quand il s'agit d'un ouvrage à faire par pièce ou à la mesure, l'ouvrier peut en demander la vérification par parties. La vérification est censée faite pour toutes les parties payées, si le maître paie l'ouvrier en proportion de l'ouvrage fait.

L'ouvrier est couvert des malfaçons par la réception de l'ouvrage lorsque les défauts de l'ouvrage sont de nature à être reconnus par la vérification faite au moment de la livraison.

Ces défauts qui ne se révèlent qu'ultérieurement après la réception, sont à la charge de l'ouvrier.

Dans le cas présent le contrat peut à toute époque être résolu par la seule volonté du maître, à charge par lui d'indemniser l'ouvrier de toutes ses dépenses ou de tout ce qu'il aurait pu gagner dans l'entreprise.

Le contrat est résolu de plein droit à l'égard des deux parties par la mort de l'ouvrier.

Les héritiers de ces derniers n'ont droit à aucune indemnité à raison des travaux déjà exécutés, à moins que ces travaux ne puissent être utiles au maître ; celui-ci doit alors en payer la valeur en proportion de prix fixé par la convention.

De la dissolution du contrat

Le contrat de louage, comme tous les autres contrats peut être dissous par le consentement mutuel des parties.

Le contrat prend fin par l'expiration du temps pour lequel il a été convenu ;

Par la suite de la nullité ou de la rescision, prononcée en justice, de l'obligation à laquelle l'une des parties se trouvait soumise ;

Par l'effet des conditions résolutoires ;

Par la survenance d'un empêchement qui rend impossible l'accomplissement de l'engagement contracté par l'une des parties, l'autre partie se trouve ainsi dégagée.

Chacun des contractants doit, à peine de dommages intérêts, exécuter ses engagements jusqu'au terme fixé.

Mais l'ouvrier peut résilier le contrat lorsque le maître ne lui paie pas ses gages, qu'il le maltraite par des voies de fait ou des propos outrageants, lorsque chargé de pourvoir à sa subsistance et à son entretien il ne remplit pas convenablement cette obligation.

Le maître peut renvoyer l'ouvrier qui manque gravement à ses devoirs ou qui se trouve incapable de remplir le service pour lequel il s'est engagé.

Le contrat est résolu de plein droit par la mort de l'ouvrier.

En général le contrat peut être rompu par tout ce qui peut porter un préjudice quelconque aux intérêts pécuniaires et moraux de l'une des parties contractantes.

La résiliation du contrat de louage par le fait de l'un des contractants peut donner lieu à des dommages-intérêts, lorsque la partie qui en est l'auteur a fait de son droit un usage abusif et préjudiciable.

Le fait qu'un ouvrier aurait été renvoyé sans délai, le congé ne peut pas toujours donner lieu à des dommages-intérêts; il faut en outre que l'ouvrier congédié invoque une convention l'autorisant à réclamer une indemnité en cas de brusque rupture du contrat ou qu'il invoque une circonstance, impliquant de la part du patron un usage abusif de son droit de résiliation.

Est valable la stipulation acceptée par toutes parties d'une indemnité réciproque déterminée à la charge du patron en cas de brusque renvoi ou de l'ouvrier en cas de brusque départ.

Tout délai de prévenance peut être supprimé d'un commun accord.

La disposition de l'article 1780 du Code civil qui déclare nulle toute convention par laquelle les parties engagées dans un contrat de louage de services à durée indéterminé auraient renoncé par avance au droit éventuel de demander des dommages-intérêts, interdit au juge de repousser une action en indemnité, pour l'unique motif que, d'après l'article 1134 du Code civil, les conventions légalement formées tiennent lieu de loi à ceux qui les ont faites. L'article 1780 déroge sur ce point spécial à l'article 1134. Cassation, chambre civile, 9 juin 1896.)

Est donc illicite la renonciation au droit de demander des dommages-intérêts pour quelque cause que ce soit.

Il se produit aussi ce fait qu'un maître engage un ouvrier à son service sous des condiiions qui sont de nature à donner lieu à des difficultés ; par exemple lorsque le maître exige de l'ouvrier comme condition expresse de l'engagement que celui-ci loue une chambre chez lui, mange chez lui et même se fournisse par son intermédiaire de tous objets dont il a besoin (vêtements, outils, etc.) et à des prix que ce patron détermine lui-même.

Ce contrat ainsi constitué est souvent très onéreux pour l'ouvrier qui se trouve dans ce cas. je dirai le mot, exploité par son patron.

A mon avis ce contrat peut être résilié par l'ouvrier sans que le maître puisse demander des dommages-intérêts.

L'ouvrier, dans ce cas, doit prouver, s'il y a contestation, que le fait du patron lui cause préjudice.

Complément des Règlements intérieurs

Le règlement intérieur de l'usine, du chantier, de l'atelier est l'œuvre du patron comme chef de son usine ; il doit être considéré comme tel.

Le règlement doit relater l'ensemble des mesures à prendre pour l'organisation et la discipline du travail, pour prévenir les accidents, pour assurer la salubrité, le maintien des bonnes mœurs.

Fixer les heures d'entrée et de sortie des ateliers.

Le jour et l'heure de paiement des salaires; enfin toutes mesures qu'il croit devoir prendre en vertu du droit qu'il a d'être (Maître chez lui).

Dans beaucoup d'ateliers ces règlements intérieurs contiennent outre les clauses énoncées plus haut, des clauses qui demandent l'acceptation formelle de l'ouvrier et par suite leur connaissance réelle. Ce sont : la clause fixant les salaires;

De préavis en cas de rupture de contrat, etc.

Et la question suivante se pose :

L'affichage d'un règlement dans un atelier suffit-il seul pour faire la loi des parties et rendre obligatoires pour chacunes d'elles les clauses qu'il comporte ?

Ou bien l'ouvrier doit-il accepter formellement et positivement, au moment où il contracte, les clauses du règlement ?

Les Tribunaux ont eu à se préoccuper beaucoup de cette question, et la jurisprudence la plus récente décide :

Il ne suffit pas qu'un règlement soit affiché dans les ateliers et chantiers, ni déposé au Conseil de prud'hommes, pour qu'il fasse la loi des parties ; il faut qu'il soit parfaitement établi qu'il a été convenu et accepté des parties contractantes et qu'il ne contienne aucune clause contraire à la loi ou présentant un caractère abusif ou dolosif.

Livrets ouvriers

Dispositions légales.

Loi du 2 juillet 1890. — Suppression.

Article premier. — Sont abrogés : La loi du 22 juin 1854, le décret du 30 avril 1855, la loi du 14 mai 1851, l'article 12 du décret du 13 février 1852, sur les obligations des travailleurs aux colonies et toutes autres dispositions de lois ou décrets relatifs aux livrets d'ouvriers.

Néanmoins, continueront à être exécutées : les dispositions de la loi du 18 mars 1866 sur les livrets d'acquit de la fabrique de Lyon, celles de la loi du 7 mars 1850 sur les livrets de compte pour le tissage et le bobinage, et l'article 10 de la loi du 19 mai 1874 relatifs aux livrets des enfants et des filles mineures employés comme apprentis ou autrement.

Article 2. — Le contrat de louage d'ouvrage entre les chefs ou directeurs des établissements industriels et leurs ouvriers est soumis aux règles du droit commun et peut être constaté dans les formes qu'il convient aux parties contractantes d'adopter.

Cette nature de contrat est exempte de timbre et d'enregistrement.

Article 3. — Toute personne qui engage ses services peut, à l'expiration du contrat, exiger de celui à qui il les a loués, sous peine de *dommages-intérêts,* un certificat contenant exclusivement la date de son entrée, celle de sa sortie et l'espèce de travail auquel elle a été employée.

Ce certificat est exempt de timbre et d'enregistrement.

Responsabilités diverses

Les ouvriers répondent d'une part : de la disparition du mobilier, des effets mobiliers ou des outils, etc. confiés à leur garde (sauf le cas de force majeure). D'autre part : des accidents dus à leur maladresse, à leur négligence ou à leur imprudence.

En cas de maladie, autre que celle occasionnée par le risque professionnel, le maître qui fait soigner chez lui son domestique doit lui payer ses gages, mais il peut retenir sur le salaire les frais de maladie évalués suivant le tarif de l'assistance médicale gratuite.

Le patron qui prend à son service des ouvriers habitant un arrondissement autre que le sien doit payer à ceux-ci les frais de déplacement.

L'ouvrier ainsi déplacé qui aura été renvoyé par le patron sans motifs légitimes, aura droit, en sus de l'indemnité prévue par l'usage, à l'indemnité de retour.

Le patron qui fait don à son domestique de vêtements ou autres effets ne peut les reprendre lors du départ de celui-ci ; il est en droit de garder seulement les effets donnés au domestique comme attributions de sa profession : la livrée, etc.

Des amendes.— Le patron peut, dans des cas qui doivent être spécifiés, infliger des amendes à ses ouvriers et en opérer la retenue sur le montant de leur salaire.

A mon avis le total de ces amendes ne doit pas dépasser le 10ᵉ du salaire.

Les patrons, dans le règlement intérieur de leur usine, doivent mentionner les cas où cette amende peut être encourue par l'ouvrier. Il ne peut l'appliquer de sa propre autorité si au préalable cette convention n'est pas connue et acceptée par l'ouvrier au moment de son engagement.

Responsabilité de l'article 1798.

« Aux termes de cet article, la responsabilité de celui qui fait construire n'est engagée, envers les maçons, charpentiers et autres ouvriers employés à la construction d'un bâtiment ou d'autres ouvrages faits à l'entreprise, que jusqu'à concurrence des sommes dont il se trouve débiteur envers l'entrepreneur au moment où l'action est intentée. »

On est à peu près d'accord pour reconnaître que ce texte accorde aux ouvriers l'avantage d'une action directe et personnelle contre celui qui fait construire.

Mais il est certain que cette action reste limitée aux sommes par lui dues à l'entrepreneur au moment où elle est intentée.

Aussi a-t-il été décidé que l'ouvrier engagé par un sous-traitant n'avait d'action contre l'entrepreneur principal que jusqu'à concurrence des sommes dues par celui-ci à ce sous-traitant. (Cassation. 27 avril 1863. — Tribunal de commerce (Seine), 9 août 1892).

Il a été décidé aussi que l'entrepreneur général qui, aux cours des travaux, avait versé des acomptes aux ouvriers, était de ce fait directement engagé envers eux pour le surplus des travaux. (Conseil de Prud'-hommes de Reims 1897.)

DEUXIÈME PARTIE

Du Contrat d'Apprentissage

(Loi du 22 Février 1851)
Complétée par les lois du 24 Juillet 1889
et 2 Novembre 1892

De la nature du contrat

Définition. Selon l'opinion exprimée par la jurisprudence et les jurisconsultes, la véritable définition du contrat d'apprentissage résulterait de la jonction des articles 1 et 12 de la présente loi et doit être ainsi formulée.

Le contrat d'apprentissage est celui par lequel une personne, artiste, fabricant, chef d'atelier ou ouvrier, s'oblige à enseigner complètement et progressivement la pratique de son art, de son métier ou de sa profession à une personne qui, en retour, s'oblige à travailler pour elle, le tout à des conditions et pendant un temps convenu.

De la capacité des parties contractantes. L'article 3 nous dit : « l'acte d'apprentissage doit être passé entre le maître et les représentants de l'apprenti. »

Cet article vise plusieurs catégories de personnes qui pour la formation du contrat d'apprentissage sont obligées de se soumettre aux conditions exigées par la loi.

1° Les personnes capables de s'engager en qualité de maîtres.

2° Les personnes capables de s'engager en qualité d'apprentis.

3° Les personnes n'ayant pas qualité de contracter.

Toutes les personnes majeures et jouissant de leurs droits civils peuvent contracter.

L'article 1124, combiné avec l'article 217 du Code civil soulève une exception à la règle précédente en ce qui concerne la femme mariée, majeure ou émancipée par le mariage, même séparée de biens.

Mais rentre dans la catégorie des personnes pouvant contracter en qualité de maître, la femme autorisée par son mari à être marchande publique ; elle peut valablement prendre un apprenti sans aucune autorisation.

Le mineur émancipé commerçant a la capacité nécessaire pour contracter un contrat d'apprentissage en qualité de maître, (article 487 du Code civil) le mineur émancipé qui fait un commerce est réputé majeur pour les faits relatifs à ce commerce.

Mais il ne peut engager des apprentis mineurs, l'article 4 de la loi de 1851 l'interdit formellement.

Enfin un étranger a le droit de contracter en qualité de maître pourvu qu'il remplisse les conditions des articles 4 et 6 de la présente loi.

2e Catégorie :

Toutes personnes majeures sont capables de s'engager en qualité d'apprentis.

Exceptions :
La femme mariée et le mineur émancipé.

1° La femme mariée majeure ou émancipée par le mariage, séparée ou non de biens, n'aura le droit de s'engager comme apprentie qu'avec l'autorisation de son mari, encore faut-il que cette autorisation se manifeste par son intervention dans l'acte d'engagement.

2° Le mineur émancipé.

Le mineur émancipé ne peut s'engager comme apprenti, l'autorisation de son curateur est nécessaire.

Le mineur émancipé aux termes de l'article 481 du Code civil peut faire tous actes de pure administration, mais le fait de s'engager avec un maître, d'aliéner pour lui toute ses facultés paraît excéder de beaucoup les limites d'une simple administration.

Il n'en est pas de même pour le mineur émancipé qui se livre à un commerce, conformément aux dispositions des articles 487 du Code civil, 2 et 3 du Code de commerce. Il peut s'engager comme apprenti quand le fait de s'engager peut être relatif à son négoce.

Du mineur non émancipé. Le mineur non émancipé ne peut souscrire un contrat d'apprentissage, ni comme maître, ni comme apprenti.

Le mineur pour contracter doit être représenté par son père, à défaut par sa mère tutrice légale ; par le tuteur désigné par le Conseil de famille.

Par d'autres représentants légaux : comme toutes personnes autorisées par les parents ;

Par le Juge de Paix ;

Par toutes les sociétés : bureaux de bienfaisance, établissements de bienfaisance autorisés à l'effet de placer les enfants en apprentissage et de contracter en leur nom.

Le mineur, enfant naturel, peut être représenté au contrat d'apprentissage par le père ou la mère qui l'a reconnu.

5e Catégorie. Ne peuvent contracter dans l'acte d'apprentissage, soit comme maîtres, soit comme apprentis :

Les mineurs non autorisés ;

Les femmes mariées non autorisées ;

Les interdits ;

Les aliénés ;

Les individus ayant subi une condamnation pour crime, pour attentat aux mœurs, ou une condamnation à plus de 3 mois d'emprisonnement.

De la forme et de la preuve du contrat d'apprentissage

De la forme. Le contrat d'apprentissage est fait par acte public ou par acte sous seing privé.

Il peut être fait verbalement, la preuve testimoniale n'en est reçue que conformément au Code civil. (Article 2 de la loi de 1851.)

1o Par acte public.

Les notaire, les secrétaires des Conseils de Prud'hommes, les greffiers de Justice de Paix, peuvent rédiger les contrats d'apprentissage, l'acte ainsi fait est authentique et fait foi entre les parties.

L'acte authentique doit être fait en minute et une expédition doit en être délivrée aux parties.

2° Par acte sous seing privé.

Ainsi rédigé il doit être fait en double, chaque partie contractante devant en avoir un original ; chaque feuille doit porter la mention de double.

Dans le cas ou il y a engagements de plusieurs enfants chez un même maître, il faut autant d'actes originaux qu'il y a d'enfants.

De la preuve du contrat verbal.

1° Preuve testimoniale

La preuve testimoniale est admissible jusqu'à concurrence de la somme de cent cinquante francs.

Il y a exception à cette règle :

1° Quand il y a commencement de preuve par écrit.

2° Quand il y a impossibilité matérielle d'avoir la preuve du contrat.

2ᵉ preuve. — Interrogatoire sur faits et articles.

L'article 324 du Code de procédure civile porte : Les parties peuvent en toute matière et en tout état de cause demander à se faire interroger respectivement sur faits et articles pertinents, concernant seulement la matière dont est question.

D'après la jurisprudence, en dehors des parties en cause dont parle l'article 324, la femme même non commune peut être interrogée sur faits et articles relatifs soit au contrat d'apprentissage, soit à l'apprentissage, dans toutes les affaires qui concernent son mari.

Même solution à l'égard des subrogés-tuteurs et des co-tuteurs.

3ᵉ preuve. — L'aveu judiciaire.

La déclaration faite en justice par la partie soit devant le Conseil de Prud'hommes, soit devant le Juge de Paix.

4ᵉ preuve. — Le Serment.

Le Serment peut être admis ou déféré d'office par les Juges de Paix ou les Membres des Conseils de Prud'hommes.

5ᵉ preuve. — Les présomptions.

Légales : L'article 14 de la loi de 1851 énonce une présomption en déclarant comme temps d'essai les deux premiers mois d'apprentissage.

6ᵉ preuve. — Enfin en vertu de l'article 1330, l'apprenti, pour établir le contrat d'apprentissage, peut invoquer la production des livres du patron.

Durée et prix de l'apprentissage

Article 3, § 4. — La date et la durée du contrat doivent être mentionnées dans l'acte d'apprentissage, le contrat peut être réduit ou même résilié lorsque la durée stipulée dépasse la durée maxima résultant des usages locaux.

Aucune durée n'est fixée par la loi, mais la durée du contrat doit varier suivant la nature et les difficultés du métier.

L'article 3, § 5, porte : L'acte contiendra les conditions de logement, de nourriture, de paye et tous autres arrêtées entre les parties.

L'apprenti ou ses représentants et le maître sont libres de stipuler à ce sujet tout ce qui leur convient.

« De toutes les stipulations des parties, la clause
« relative au prix est incontestablement celle qui peut
« entraîner le plus de différends. Le prix peut con-
« sister soit en argent, soit en travail ; en d'autres
« termes, les services que le maître rend à la per-
« sonne à laquelle il enseigne une profession peuvent
« avoir comme équivalent, ou le temps et le travail
« de cette personne, ou l'argent qu'elle promet de
« fournir, et réciproquement, les services que l'ap-
« prenti rend à la personne qui lui enseigne une pro-
« fession, peuvent avoir comme équivalent ou le
« temps et le travail que le maître emploie à ensei-

« gner, ou l'argent qu'il s'engage à fournir en échange
« des services de l'apprenti. Quand le prix consiste en
« argent, aucune règle n'est tracée par la loi de 1851 ;
« la plus grande liberté est laissée aux contractants,
« aussi le prix payable en argent varie, suivant la
« volonté des parties, avec la durée du contrat, les
« difficultés du métier, la valeur et la renommée du
« maître. » (Hayem et Périn, n° 101.)

Clauses illicites

Si des clauses illicites ou contraires à l'ordre public
et aux bonnes mœurs ont été insérées dans le contrat
d'apprentissage, ces clauses sont nulles et rendent nul
le contrat qui les renferme. (Application de l'article
1172 du Code civil.)

Conditions du contrat

Ces conditions sont régies par les articles 4, 5 et 6
de la loi de 1851.

1° Les personnes âgées de moins de 21 ans ne peuvent recevoir des apprentis mineurs.

Il s'agit pour le maître d'enseigner un état manuel,
et avant tout la loi suppose avec raison que celui qui
veut montrer cet état l'a appris lui-même dans un apprentissage et par sa propre expérience.

D'un autre côté il est tenu de diriger l'éducation
morale de l'apprenti.

Tout cela n'est pas possible avant l'âge de 21 ans.
(MOLLET, Code de l'Ouvrier.)

2° Le maître célibataire ou veuf ne peut loger chez
lui de jeunes filles mineures apprenties chez lui.

Le mari séparé judiciairement de sa femme se trouve
dans les mêmes conditions que le veuf.

3° Tous les individus ayant subi une condamnation
entraînant une peine afflictive ou infamante pour attentat aux mœurs, pour vol, escroquerie, abus de confiance, ne peuvent recevoir des apprentis.

Les mineurs ayant contracté avec ces personnes peuvent demander la résiliation du contrat.

Dans le cas d'amnistie cette incapacité est levée de plein droit. (Conseil d'Etat du 8 janvier 1823.)

Elle subsiste dans le cas de grâce accordée par le Chef de l'Etat. (Cassation. 6 juillet 1827.)

Des devoirs et des droits essentiels des des maîtres et des apprentis

Articles 8. 9, 10 et 11 de la loi de 1851.

Des Maîtres.

1° *Droit de correction*.

Le maître doit se conduire envers l'apprenti en bon père de famille, surveiller sa conduite et ses mœurs, soit dans la maison, soit au dehors, avertir ses parents des fautes graves qu'il pourrait commettre ou des penchants vicieux qu'il pourrait manifester.

Le maître ne peut, comme correction, infliger de mauvais traitements à l'apprenti ; il a droit à une correction légère qui ne doit jamais être manuelle.

Le contrat d'apprentissage peut être dissous lorsque le maître a usé de mauvais traitements ou exercé des voies de fait.

Si les mauvais traitements sont trop violents, le maître peut être condamné conformément aux prescriptions des articles 309 et 311 du Code pénal.

2° *Inconduite de l'apprenti ou du maître*.

Les maîtres doivent surveiller non seulement la conduite de leurs apprentis, mais aussi leur propre conduite ; ils ne doivent se permettre, en présence des apprentis, ni mauvaises paroles, ni propos inconvenants, et surtout de leur donner de mauvais conseils.

La surveillance du maître doit être constante, ainsi il y a lieu à résiliation du contrat lorsqu'il est établi que, tous les soirs, le maître a abandonné l'apprenti et ne s'est en aucune manière inquiété de l'emploi de

(marginal notes:)
1° Droit de correction.

2° Inconduite de l'apprenti ou du maître.

ses soirées. (Conseils des Prud'hommes de Paris, 28 avril 1852.)

Le maître peut être condamné comme civilement responsable de son apprenti, lorsqu'il tolère que celui-ci adresse publiquement à un tiers des injures pouvant porter atteinte à son honneur. (Trib. de paix. Carpentras, 8 juin 1866.)

3° *Nourriture et entretien de l'apprenti.* — Le contrat d'apprentissage peut être résilié lorsque le maître donne à l'apprenti un logement peu convenable ou insalubre, une nourriture insuffisante ou malsaine.

Devant agir en bon père de famille, le maître doit aux apprentis ce qu'il donnerait à ses enfants. Il devra en outre se conformer à l'usage des lieux.

Enfin le maître doit prévenir immédiatement les parents en cas de maladie de l'apprenti.

4° *Du travail de l'apprenti.* — Le maître ne doit employer l'apprenti qu'aux travaux qui se rattachent à l'exercice de sa profession.

Le contrat peut être résilié lorsque le maître emploie l'apprenti à des travaux domestiques au lieu de lui enseigner sa profession.

L'apprenti ne peut être employé qu'aux travaux salubres et proportionnés à ses forces. L'article 7 de la loi de 1841 dit que des règlements d'administration publique pourraient interdire aux enfants, dans les ateliers où ils étaient admis, certains genres de travaux dangereux et nuisibles.

Le patron qui impose à son apprenti des travaux et des fatigues excessifs pour son âge et ses forces est passible de dommages-intérêts. (Paris, 1er février 1865.)

La durée du travail effectif des apprentis âgés de moins de 14 ans ne peut dépasser 10 heures par jour.

De 14 à 16 ans la journée ne doit jamais dépasser 12 heures.

Toute espèce de travail de nuit est prohibé de 9 heures du soir à 5 heures du matin.

3° Nourriture et entretien de l'apprenti.

4° Du travail de l'apprenti.

Le maître ne peut dans aucun cas faire travailler l'apprenti les dimanches et jours fériés. (Article 10.)

Si l'apprenti âgé de moins de 16 ans ne sait pas lire, écrire et compter, ou s'il n'a pas encore terminé sa première éducation le maître est tenu de lui laisser prendre sur la journée de travail, le temps et la liberté nécessaires pour son instruction.

Ce temps ne pourra excéder deux heures par jour.

5° *Instruction professionnelle.* (Article 12.) — Le maître doit enseigner à l'apprenti progressivement et complètement l'art, le métier, ou la profession spéciale qui fait l'objet du contrat.

Le patron dont la profession embrasse diverses branches d'industrie satisfait aux prescriptions de la loi, s'il confie l'apprenti aux soins d'un contremaître, chargé spécialement de diriger les travaux de la partie qu'il s'agit d'enseigner. (Cour de Prud'hommes, Nantes, 19 novembre 1879.)

Article 13. — Les patrons ne peuvent détourner les apprentis de chez leurs premiers maîtres avant que le contrat d'apprentissage ait reçu sa complète exécution ou ait été légalement résolu.

Le maître délivrera à la fin de l'apprentissage un congé d'acquit ou un certificat constatant l'exécution du contrat.

Lorsque le maître n'a pas de motifs légitimes pour refuser de signer le congé d'acquit, le juge peut remplacer cet acte par une autorisation à l'apprenti de travailler partout ailleurs.

De la résolution du contrat

1° Temps d'essai; 2° Cas de résolution de droit; 3° Résolution soumise à l'approbation du juge; 4° Réduction et résolution par excès de durée de contrat.

1° La loi de 1851 portant que les deux premiers mois d'apprentissage sont considérés comme un temps d'essai, le contrat peut être résilié par la volonté de l'une des parties, sans qu'il y ait lieu à dommages-intérêts.

La clause relative au temps d'essai est de droit ; elle n'a pas besoin d'être relatée au contrat.

Lorsque le temps d'essai est expiré, le contrat d'apprentissage ne peut plus être rompu sans donner lieu à des dommages-intérêts.

Quand, pour cause de santé, l'apprenti n'est pas reconnu apte à apprendre le métier, le patron n'a droit à aucune indemnité pour nourriture et logement lorsque l'apprenti le quitte avant la fin du temps d'essai.

Expiration du temps fixé pour la durée.

2o Le contrat d'apprentissage prend fin par l'expiration du temps fixé pour sa durée.

Le contrat prend fin de plein droit par le consentement mutuel des parties contractantes :

Par l'offre que fait l'une des parties à l'autre de payer un dédit stipulé ;

Par la mort du maître ou de l'apprenti ;

Si l'apprenti ou le maître est appelé au service militaire ;

Si le maître ou l'apprenti vient à être frappé d'une des condamnations prévues en l'article 6 de la présente loi,

Pour les filles mineures, dans le cas de décès de l'épouse du maître.

Causes générales.

3o Certaines causes n'ont pas pour effet de rendre le contrat résoluble de plein droit, elles peuvent seulement en motiver la résolution.

C'est au juge qu'il appartient d'examiner ces causes et de prononcer.

Indiquons les principales de ces causes.

Cas où l'une des parties manquerait aux stipulations du contrat,

Infractions aux prescriptions de la loi.

Inconduite habituelle et notoire de la part de l'apprenti.

Si le maître transporte sa résidence dans une commune autre que celle qu'il habitait au moment de la formation du contrat.

Si le maître ou l'apprenti encourait une condamnation à une peine de plus de un mois d'emprisonnement.

Si l'apprenti venait à contracter mariage.

Causes prove-nant du fait du maître.

Le contrat peut être résilié s'il est constaté que l'enseignement donné par le maître est insuffisant.

Pour causes de mauvais traitements du maître contre l'apprenti.

Si le maître met l'apprenti dans l'impossibilité de vaquer à ses devoirs religieux.

Lorsque le maître ne fournit à l'apprenti qu'une nourriture mauvaise, insuffisante, un logement malsain ou travail excessif.

Si le maître envoie en course son apprenti pour des causes étrangères à son apprentissage, surtout si ces courses ont été exigées les dimanches ou jours de fête légale.

Si le maître ne paye pas à l'apprenti le salaire promis.

Causes prove-nant du fait de l'apprenti.

Le maître peut renvoyer son apprenti :

Pour tout manquement habituel au contrat.

si le prix convenu pour l'apprentissage n'a pas été acquitté.

Pour inconduite de l'apprenti.

si l'apprenti se montre d'une incapacité absolue.

si l'apprenti a mauvais caractère, mauvaise volonté et se montre trop négligent.

si l'apprenti manque de respect à sa patronne ou à ses parents.

si l'apprenti se permet des absences illégitimes ou trop prolongées.

Pour cause de maladie de l'apprenti.

4° Si le temps convenu pour la durée de l'apprentissage dépasse le maximum de celle consacrée par les usages locaux, ce temps peut être réduit ou le contrat résolu. (Loi de 1851, art. 17 — loi du 22 germinal an XI, art. 9.)

Dans tous les cas précités, le juge, en décidant s'il

y a lieu à résolution du contrat, décide aussi le quantum des dommages-intérêts qui peuvent être dus par l'une ou l'autre des parties contractantes.

Compétence — Prud'hommes

(Décret du 11 juin 1809, art. 11 et 23)

La compétence des Prud'hommes s'étend à toutes les contestations qui naissent entre les marchands, fabricants, chefs d'atelier, contre-maîtres, compagnons, ouvriers ou apprentis.

Le taux de la compétence, en dernier ressort, des Conseils de Prud'hommes, est fixé à 209 francs.

L'appel de leurs décisions est déféré au tribunal de commerce dans le ressort duquel se trouve le conseil, à défaut au tribunal civil d'arrondissement qui en remplit les fonctions. (Loi du 1ᵉʳ juin 1853, article 13.)

Spécialement pour le contrat d'apprentissage toute demande à fin d'exécution ou de résolution de ce contrat est jugée par le Conseil de Prud'hommes dont le maître est justiciable, à défaut par le Juge de Paix du canton. (Loi 1851, article 18.)

Toutefois le Juge de Paix prononce en dernier ressort jusqu'à la somme de 100 francs seulement et en premier ressort à quelque valeur que la somme puisse s'élever, et ce, à la différence des prud'hommes qui statuent en dernier ressort jusqu'à la somme de 200 francs en principal. (Loi de 1838 sur la compétence des Juges de Paix.)

L'appel des causes jugées par le Juge de Paix, doit être porté devant les tribunaux civils.

En quelque lieu que résident l'ouvrier ou l'apprenti, la juridiction sera déterminée par le lieu de la situation des manufactures ou ateliers dans lesquels ils auront pris du travail. (Loi du 22 germinal, an IX, article 24.)

Procédure

Les Prud'hommes comme les Juges de Paix peuvent se transporter dans les manufactures, dans les chantiers ou ateliers pour procéder à l'instruction des procès dont ils sont saisis (Décret du 11 juin 1809, article 46.)

Pénalités.

L'article 20, § 1 de la loi de 1851 dispose que toute contravention aux articles 4, 5, 9 et 10 sera punie d'une amende de 5 à 10 francs.

Dans le cas de récidive, le tribunal peut prononcer outre l'amende, un emprisonnement de un à cinq jours.

Ces contraventions concernent :

La prohibition de recevoir un apprenti, soit à raison de l'âge du maître, soit à raison de son état de célibat ou de veuvage.

Le temps de travail et le refus de faciliter aux apprentis le moyen de s'instruire.

Dans les manufactures : âge d'admission.

Aucun enfant n'ayant pas 12 ans révolus, ne peut être occupé à des travaux industriels plus de six heures par jour et ce temps de travail doit être divisé par un repos. (Loi du 19 mai 1879, article 3.)

Un apprenti ayant plus de 12 ans révolus et moins de 16, ne peut travailler plus de 10 heures par jour divisées par des repos.

Les enfants ne pourront être employés à aucun travail de nuit jusqu'à l'âge de 16 ans révolus. Même interdiction est appliquée à l'emploi des filles mineures de 16 à 21 ans, mais seulement dans les usines et manufactures.

Tout travail entre neuf heures du soir et cinq heures du matin est considéré comme travail de nuit.

Du contrat de louage d'ouvrage
en temps de grève

La loi du 25 mai 1864, toujours en vigueur, édicte que les peines s'appliquent à ceux qui, à l'aide de violences, menaces, voies de fait, manœuvres frauduleuses, auraient amené ou maintenu une cessation concertée de travail, ayant pour but de forcer la hausse ou la baisse des salaires et de porter atteinte au libre exercice de l'industrie ou du travail.

La coalition, pour être délictueuse, doit être accompagnée des faits énoncés par la loi. (Violences, menaces, etc.)

La coalition est permise quand patrons et ouvriers se réunissent pour demander ou proposer des modifications au mode de travail ou aux salaires jusqu'alors existants et qu'elle ne se sert pas de moyens violents ou de manœuvres frauduleuses.

La loi de 1849 n'examine que les conséquences pénales et le caractère criminel des grèves, les conséquences civiles n'y sont ni examinées ni traitées, et par suite la question se pose de savoir si les ouvriers en temps de grève licite sont affranchis *de plano* de toutes les obligations qui existent pour la nature même de leur contrat.

La loi de 1849 étant muette sur ce point, on doit se rapporter aux articles de la loi du 27 décembre 1890, qui édictent que la rupture du contrat, pour quelque cause que ce soit, peut donner lieu à une action en dommages-intérêts, soit de la part du patron, soit de la part de l'ouvrier.

Le soin de déterminer s'il y a dommage et le quantum de ce dommage étant laissé à l'appréciation des tribunaux.

Bureaux de placement

Les bureaux de placement sont des agences où l'on se charge, moyennant rétribution, de placer des employés, des domestiques chez les personnes qui en désirent.

Le bureau doit être autorisé par permission spéciale de l'autorité municipale. Cette autorisation ne doit être accordée qu'à des gens d'une probité et d'une moralité reconnues.

L'arrêté d'autorisation règle les tarifs des droits de placement, et s'il y a lieu le tarif du droit d'inscription qui ne peut, dans aucun cas, excéder cinquante centimes,

L'arrêté règle aussi les conditions spéciales imposées à l'établissement.

Le tarif du droit de placement est fixe, ce droit n'est dû au placeur qu'autant qu'il a procuré un emploi et ne lui est définitivement acquis qu'après un délai déterminé par l'arrêté d'autorisation.

Aucune somme autre que celle indiquée par l'arrêté ne peut être perçue soit à titre de cautionnement ou pour quelque autre cause que ce soit. (Ordon. de police du 5 octobre 1852, art. 8).

Le tarif des droits doit être affiché ostensiblement dans l'intérieur de chaque bureau.

S'il n'y a convention contraire, le montant du droit de placement, porté au bulletin, peut toujours être payé au placeur par le maître ou patron et imputé sur les gages ou salaires de la personne placée. (Ordon. de police. Art. 9). (Tribunal de paix de Paris, 27 août 1884).

Il est formellement interdit aux placeurs d'envoyer des mineurs dans des maisons ou chez des individus mal famés.

L'exploitation d'un bureau doit être sérieuse ; lorsqu'elle ne l'est pas ou cesse de l'être elle peut donner lieu à l'inculpation d'escroquerie.

Les règles du mandat sont de tous points applicables aux opérations du bureau de placement.

La responsabilité du placeur porte surtout sur la nature et la valeur des renseignements qu'il fournit aux intéressés.

S'il a donné en connaissance de cause des renseignements inexacts sur un employé qu'il recommandait, il peut être déclaré responsable des soustractions commises par cet employé au préjudice du patron qui, par la foi de ces renseignements, l'a chargé d'un poste de confiance.

Jugé encore que le fait par une agence de placement, d'avoir donné des renseignements inexacts, incomplets, faux, à la suite desquels son client a subi un préjudice, constitue à sa charge le fait prévu par l'article 1382 et la faute lourde prévue par l'article 1992. (Tribunal de la Seine, 26 juillet 1882).

Est aussi responsable le placeur qui donne sciemment comme solvable un patron qui ne l'est pas.

TROISIÈME PARTIE

ACCIDENTS DU TRAVAIL

(Appendice à la Loi du 9 Avril 1898)

I

Seules, en principe, les entreprises industrielles se trouvent soumises à la loi du 9 avril.

Le risque professionnel ne s'étend aux entreprises commerciales ou agricoles que si, comportant la fabrication ou la mise en œuvre de matières explosives ou l'emploi de moteurs inanimés, elles exposent par là même les ouvriers à des risques analogues à ceux des entreprises industrielles proprement dites.

D'une manière générale, on peut dire que la loi est applicable à tous les travaux industriels auxquels convient, la qualification légale d'entreprise.

II

La loi est également restreinte aux accidents proprement dits, elle ne s'étend pas aux maladies professionnelles qu'entraîne l'exercice prolongé de certaines professions insalubres.

Il ne suffit point, pour que s'ouvre le droit de l'ouvrier à une indemnité, qu'un accident se soit produit; il faut que cet accident soit survenu comme le spécifie l'article 1er de la loi « par le fait du travail ou à l'occasion du travail.

III

Disposition de la loi en ce qui concerne les Indemnités. — Accidents temporaires.

Si l'accident n'a entraîné qu'une incapacité temporaire de travail, c'est-à-dire causée par une lésion complètement guérissable, quelque soit le temps nécessaire à cette guérison, la victime a droit à une *in-*

demnité journalière égale à la moitié du salaire au moment de l'accident, c'est-à-dire à la moitié du salaire quotidien qu'elle touchait à cette date, *si elle était employée à la journée*, ou bien à *la moitié de l'émolument journalier* que représentait son salaire si elle était payée au mois ou aux pièces.

L'indemnité n'est due que si l'incapacité de travail a duré plus de quatre jours et même dans ce cas elle n'est due qu'à compter du cinquième jour. Cette disposition est formellement inscrite dans l'article 3 de la loi.

Il n'est pas douteux, par contre, que les dimanches et jours fériés doivent être comptés absolument comme les jours ouvrables.

Donc l'indemnité, à partir du cinquième jour, est due aussi bien pour les dimanches et jours fériés que pour tous les autres jours.

Le paiement de cette indemnité peut être légalement acquitté aux époques usitées pour la paye du salaire dans l'entreprise à laquelle appartient la victime.

Toute contestation relative à l'incapacité temporaire se juge devant le tribunal de paix du canton du lieu où l'accident est arrivé.

Incapacité permanente

Dans le cas d'incapacité permanente, la victime a droit, à partir de la décision judiciaire qui fixe sa situation, non plus à la simple indemnité journalière de demi-salaire, mais à une rente viagère payable par trimestre.

La rente varie suivant que l'incapacité permanente est *partielle* ou absolue.

Incapacité permanente partielle

En cas d'incapacité partielle, c'est-à-dire d'accident réduisant la capacité de travail et de gain de la victime, la rente est égale à la moitié de la réduction de salaire que peut entraîner l'accident.

Incapacité absolue

En cas d'incapacité absolue excluant la victime de

toute profession industrielle, la rente est égale aux deux tiers du salaire.

Dans les deux cas, le salaire qui sert de base au calcul de l'indemnité n'est plus comme pour l'incapacité temporaire, le salaire au jour de l'accident, mais le salaire annuel, c'est-à-dire le total des gains normalement réalisés ou réalisables par la victime dans les douze mois antérieurs à l'accident.

Cas de mort

Si l'accident a entraîné la mort, la loi attribue des rentes également calculées d'après le salaire annuel de la victime, à ses ayants droit dans l'ordre et les proportions que détermine l'article 3.

Article 3. — La mort de l'ouvrier laisse généralement sa famille sans ressources. La loi vient à son secours en distinguant trois catégories d'ayants droit:

1° Le conjoint;

2° Les enfants ;

3° Les ascendants et les descendants autres que les enfants.

A) Le conjoint survivant, non divorcé ni séparé de corps, reçoit une pension viagère égale à 20 pour cent de salaire annuel de la victime, à condition que le mariage ait été contracté avant l'accident. Un nouveau mariage lui fait perdre le droit à la pension, mais il lui est alors alloué, à titre d'indemnité totale, une somme égale au triple de cette pension.

B) En ce qui concerne les enfants, la loi donne les mêmes droits aux enfants légitimes et aux enfants naturels reconnus avant l'accident. A tous ceux qui sont mineurs de seize ans, elle assure une pension qui leur est servie jusqu'à ce qu'ils aient atteint cet âge.

Cette pension varie selon que les ayants droits restent orphelins de père et de mère ou qu'ils ont encore un de leurs auteurs.

1er Cas: Chacun des enfants reçoit une rente calculée sur le salaire de la victime à raison de 20 pour cent. L'ensemble de ces rentes ne saurait dépasser 60 pour cent de salaire.

2° Cas : La rente est de 15 pour cent de salaire s'il n'y a qu'un enfant, de 25 pour cent s'il y en a deux, de 35 pour cent s'il y en a trois et de 40 pour cent s'il y en a quatre ou un plus grand nombre.

Cette rente s'ajoute à celle allouée au conjoint survivant; on peut donc arriver à une allocation totale représentant 60 pour cent de salaire ; ce chiffre n'est jamais dépassé.

C) Les ascendant et les descendants n'ont droit à une pension qu'à une double condition, il faut :

1° Qu'il n'y ait pas de conjoint survivant, ni d'enfants mineurs de 16 ans ;

2° Que les réclamants aient été à la charge de la victime au moment de l'accident. Il faut, de plus, que les descendants n'aient pas atteint l'âge de seize ans.

Il est alloué à chacun des ayants droit une rente égale à 10 pour cent du salaire annuel de la victime, sans que le total puisse être supérieur à 30 pour cent. Si ce chiffre était dépassé, chaque rente subirait une réduction proportionnelle.

Les rentes constituées en vertu de la présente loi sont payables par trimestre : elles sont incessibles et insaisissables.

Les ouvriers étrangers victimes d'accidents qui cesseront de résider sur le territoire français recevront, pour toute indemnité, un capital égal à trois fois la rente qui leur avait été allouée.

Les représentants d'un ouvrier étranger ne recevront aucune indemnité si, au moment de l'accident, ils ne résidaient pas sur le territoire français.

Article 4. — Le chef d'entreprise supporte en outre les frais médicaux et pharmaceutiques, et les frais funéraires. Ces derniers sont évalués à la somme de 100 francs.

En cas d'hospitalisation de la victime de l'accident, le chef d'entreprise reste débiteur de l'indemnité journalière et il doit en outre les frais d'hospitalisation.

Le Juge de Paix est compétent pour statuer sur toutes contestations relatives auxdits frais.

(Voir Circulaire ministérielle du 24 août 1899.)

La prime d'assurance

Le paiement de la prime d'assurance incombe au patron et au patron seul, débiteur incontestable de l'indemnité en cas d'accident ; il est également débiteur exclusif de la prime d'assurance qui n'est que la couverture de sa responsabilité éventuelle.

Il ne lui est pas plus permis de se décharger, par la perception de retenues sur le salaire, de la prime ou d'une portion de la prime d'assurance, qu'il ne lui serait permis d'encaisser directement semblables retenues en atténuation de ses charges légales, s'il demeurait son propre assureur.

De même que le patron ne peut imposer ces retenues, l'ouvrier ne peut valablement les consentir.

Contraire à la loi qui met intégralement les indemnités à la charge du chef d'entreprise, une telle convention tomberait sous la nullité spécifié par l'article 30.

(Voir dans ce sens : Jugement du Tribunal de paix d'Argenteuil du 15 février 1900).

Paiement

La victime ou ses ayants-droit ont la certitude absolue de toucher leurs pensions, telles qu'elles ont été liquidées par l'autorité judiciaire.

Si le chef d'entreprise ou son assureur ne s'acquitte point à l'échéance, ils peuvent immédiatement recourir à la Caisse nationale des retraites dans les conditions et suivant les formalités déterminées par le décret du 28 février 1899.

Article premier. — Tout bénéficiaire d'une indemnité liquidée par le Tribunal, qui n'aura pu obtenir le paiement, lors de leur exigibilité, des sommes qui lui sont dues, doit en *faire la déclaration au maire* de la commune de sa résidence.

Art. 2. — La déclaration est exempte de tous frais.

Art 3. — Cette déclaration doit indiquer :

1º Nom, prénoms, âge, nationalité, état civil, profession, domicile du bénéficiaire de l'indemnité.

2º Le nom et domicile du chef d'entreprise débiteur.

3° La nature de l'indemnité et le montant de la créance réclamée.

4° L'ordonnance ou le jugement en vertu duquel agit le bénéficiaire.

Art. 4. — La déclaration rédigée par les soins du maire est signée par le déclarant. Le maire y joint toutes les pièces qui lui sont remises par le réclamant à l'effet d'établir l'origine de la créance, ses modifications ultérieures et le refus de paiement opposé par le débiteur.

Art. 5. — Récépissé de la déclaration et des pièces qui l'accompagnent est remis par le maire au déclarant.

Assistance judiciaire

Aux termes de l'article 2?, la victime de l'accident ou ses ayants-cause, quelle que soit leur nationalité ou leur situation de fortune, jouissent, de plein droit, de l'assistance judiciaire en première instance dans leurs contestations relatives aux frais funéraires, aux frais de maladie ou aux indemnités temporaires et autres.

Pour les affaires de la compétence du juge de paix (art. 15) cette faveur n'est soumise à aucune formalité préalable.

L'assistance s'applique à toutes les demandes soumises au Tribunal.

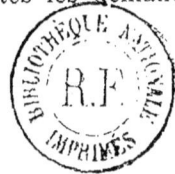

www.ingramcontent.com/pod-product-compliance
Lightning Source LLC
Chambersburg PA
CBHW030932220326
41521CB00039B/2229